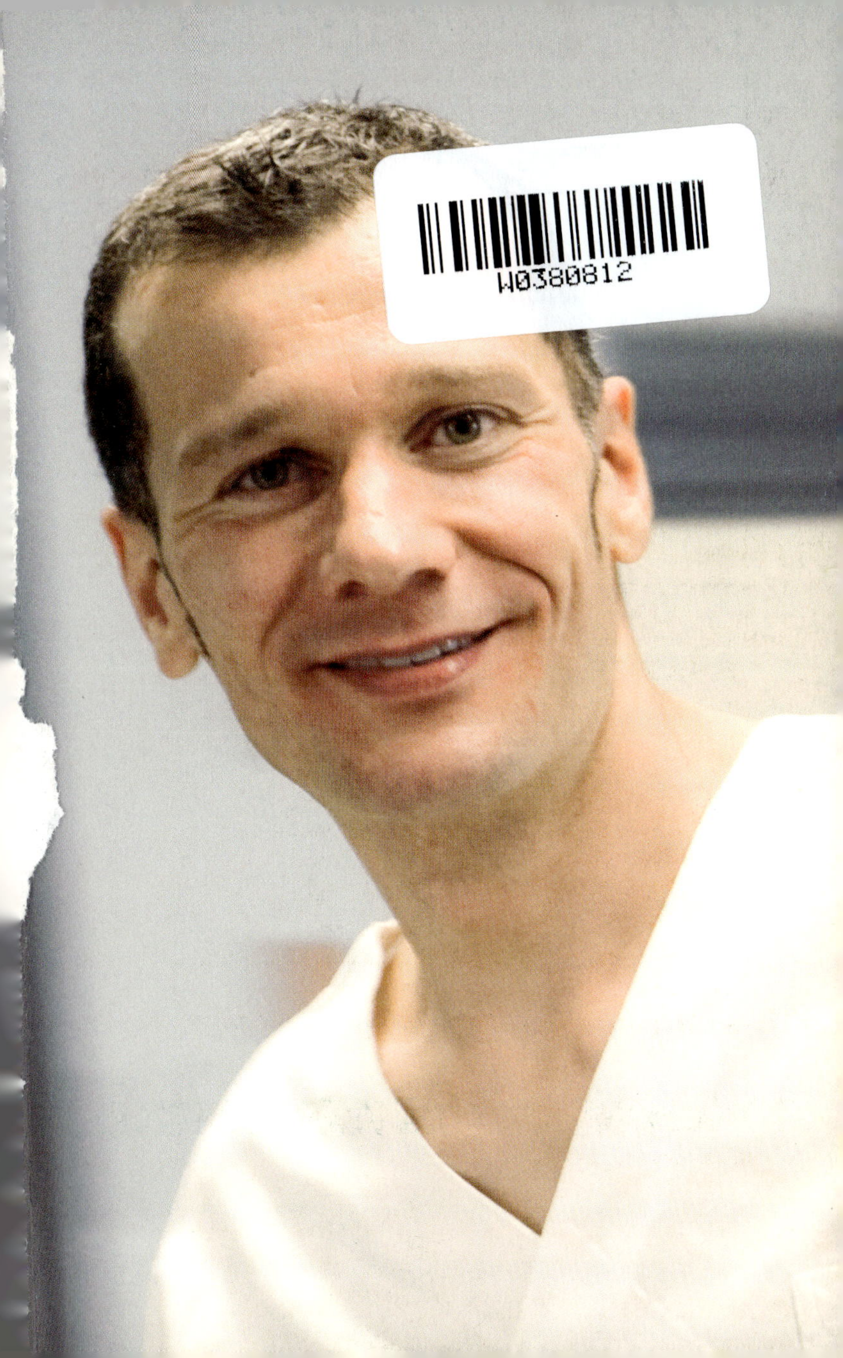

Thieme

EXPRESS Pflegewissen

Gesundheits- und Krankenpflege

92 Abbildungen
140 Tabellen

Georg Thieme Verlag
Stuttgart · New York

Bibliografische Information der Deutschen Nationalbibliothek

Die Deutsche Nationalbibliothek verzeichnet diese Publikation in der Deutschen Nationalbibliografie; detaillierte bibliografische Daten sind im Internet über http://dnb.d-nb.de abrufbar.

Layout: Melanie Erlewein, Stuttgart

Zeichnungen:
Martin Hoffmann, Elchingen
Christine Lackner-Hawighorst

Fotografen:
Paavo Blåfield, Kassel
Alexander Fischer, Sinzheim-Winden

Wichtiger Hinweis: Wie jede Wissenschaft ist die Medizin ständigen Entwicklungen unterworfen. Forschung und klinische Erfahrung erweitern unsere Erkenntnisse, insbesondere was Behandlung und medikamentöse Therapie anbelangt. Soweit in diesem Werk eine Dosierung oder eine Applikation erwähnt wird, darf der Leser zwar darauf vertrauen, dass Autoren, Herausgeber und Verlag große Sorgfalt darauf verwandt haben, dass diese Angabe **dem Wissensstand bei Fertigstellung des Werkes** entspricht.
Für Angaben über Dosierungsanweisungen und Applikationsformen kann vom Verlag jedoch keine Gewähr übernommen werden. **Jeder Benutzer ist angehalten**, durch sorgfältige Prüfung der Beipackzettel der verwendeten Präparate und gegebenenfalls nach Konsultation eines Spezialisten festzustellen, ob die dort gegebene Empfehlung für Dosierungen oder die Beachtung von Kontraindikationen gegenüber der Angabe in diesem Buch abweicht. Eine solche Prüfung ist besonders wichtig bei selten verwendeten Präparaten oder solchen, die neu auf den Markt gebracht worden sind. **Jede Dosierung oder Applikation erfolgt auf eigene Gefahr des Benutzers.** Autoren und Verlag appellieren an jeden Benutzer, ihm etwa auffallende Ungenauigkeiten dem Verlag mitzuteilen.
Geschützte Warennamen (Warenzeichen) werden **nicht** besonders kenntlich gemacht. Aus dem Fehlen eines solchen Hinweises kann also nicht geschlossen werden, dass es sich um einen freien Warennamen handelt.

Rüdigerstraße 14
D-70469 Stuttgart
Unsere Homepage: http://www.thieme.de

Printed in Germany

Umschlaggestaltung: Thieme Verlagsgruppe
Umschlagfoto: Alexander Fischer, Sinzheim-Winden
Satz: Mitterweger & Partner GmbH, Plankstadt
Gesetzt auf 3B2
Druck: Offizin Andersen Nexö Leipzig GmbH, Zwenkau

ISBN 978-3-13-149811-3 1 2 3 4 5 6

Liebe Leserinnen, liebe Leser,

schnell finden, schnell lesen, schnell verstehen. Das ist das Grundkonzept der Reihe ***Express Pflegewissen***. Wenn Sie wenig Zeit auf Station haben, ist die schnelle, übersichtliche Antwort der absolute Trumpf. Die Reihe bietet Ihnen gebündelt Information, die Sie sich durch den Charakter des raschen Nachschlagewerks ganz einfach erschließen können.

Als Erinnerungsstütze finden Sie zu jeder Thematik kurz gefasste Grundlagen und darauf aufbauend spezifische pflegerische und medizinische Fachinformationen, die präzise und praxisorientiert Ihre Fragen beantworten. Ideal für Wiedereinsteiger nach der Elternzeit oder für Pflegende, die den Fachbereich wechseln.

Bewusst haben wir das Format klein und handlich gehalten. Das Buch ist robust und hält jede Menge Wasser- und Desinfektionsmittelspritzer aus. Es ist der ideale Begleiter auf Station. Setzen Sie es dort ein, wo die Fragen entstehen, in der Praxis.

Es werden immer die gleichen Gliederungspunkte verwendet. So finden Sie sich ebenso mühelos in jedem Kapitel zurecht, wie in jedem Band der Reihe. Nicht zuletzt trägt ein schönes Erscheinungsbild des Buches dazu bei, es gerne aufzuschlagen und darin zu blättern.

Wir wünschen Ihnen häufige und schnelle Verwendung und viel Freude am Besitz dieses hochwertigen Buches.

Ihr Thieme-Redaktionsteam

Mitarbeiterverzeichnis

Dr. Susanne Andreae
Fachärztin für Allgemeinmedizin
Dozentin an Krankenpflegeschulen,
Lehrbeauftragte für Allgemeinmedizin an der
Universität Freiburg
Lärchenweg 26
78713 Schramberg

Christiane Becker
Lehrerin für Pflegeberufe
Hamelmannstr. 12
44141 Dortmund

Dr. Ingo Blank
Arzt, Dozent, Journalist
Burgenstraße 33
71116 Gärtingen
info@ingoblank.de;
http://www.ingoblank.de

Carmen Boczkowski
Krankenschwester, Pflegedienstleitung
Parkinson-Zentrum
Gertrudis Klinik Biskirchen
Karl-Ferdinand-Broll Str. 2-4
35638 Leun-Biskirchen

Privatdozent Dr. R. Brehler
Universitätsklinik Münster
Klinik und Poliklinik für Hautkrankheiten
Von Esmarch-Str. 58
48129 Münster

Dr. Olaf Anselm Brinkmann
Chefarzt, Klinik für Urologie und Kinderurologie
Wilhelmstr. 13
49808 Lingen (Ems)

Dr. Bettina Brinkmann
Chefärztin, Klinik für Urologie und
Kinderurologie
Wilhelmstr. 13
49808 Lingen (Ems)

Dr. Annelie Burk
Ärztin für Augenheilkunde
Max-Cahnbley-Str. 22
33604 Bielefeld

Angelika Cerkus-Roßmeißl
Lehrerin für Pflegeberufe
Kepserstr. 46
85356 Freising

Ina Citron
Ltd. Ausbilderin
Deutsche Gesellschaft für Kinästhetik und
Kommunikation e.V.
Althoffstr. 20
12169 Berlin

Dr. Ilona Csoti
Chefärztin
Parkinson-Zentrum Gertrudis-Klinik Biskirchen
Karl-Ferdinand-Broll Str. 2-4
35638 Leun-Biskirchen

Marcus Eck
Krankenpfleger und Praxisanleiter
Klinikum Region Hannover
Krankenhaus Hannover Nordstadt
Haltenhoffstr. 41
30167 Hannover

Angelika Eil
Fachkrankenschwester für Intensivpflege,
Praxisanleiterin, Stellv. Stationsleitung
Klinikum Stuttgart
Katharinenhospital
Kriegsbergstr. 60
70174 Stuttgart

Patricia Fischer
Pflegedienstleitung
Klinik am Eichert
Zentrum Operative Medizin
Eichertstr. 3
73035 Göppingen

Dr. Ferenc Fornadi
Ärztlicher Direktor
Gertrudis-Klinik Biskirchen
Karl-Ferdinand-Broll-Str. 2-4
35638 Leun-Biskirchen

Michaela Friedhoff
Pflegeinstruktorin Bobath BIKA®
Kursleiterin für Basale Stimulation,
Pflegedienstleitung
HELIOS-Klinik Holthausen
Am Hagen 20
45527 Hattingen/Ruhr

Privatdozent Dr. Gert Gabriëls
Arzt für Innere Medizin, Nephrologie,
Diabetologie, Hypertensiologie
Leitender Oberarzt, Medizinische Klinik und
Poliklinik D
Universitätsklinikum Münster
Albert-Schweitzer-Str. 33
48149 Münster

Elke Goldhammer
Pflegewissenschaftlerin (FH),
Fachkrankenschwester für die Pflege
in der Onkologie
Kursleitung Palliative Care,
Kursleitung Weiterbildung Pflege in der
Onkologie
Universitätsklinikum Münster
Weiterbildungsstätte für Intensivpflege,
Anästhesie u. Pflege in der Onkologie
Schmeddingstr. 56
48129 Münster

Stefan Grossmann-Haller
Lehrkraft
Schule für Physiotherapie
Orthopädische Univ.-Klinik
Schlierbacher Landstr. 200a
69118 Heidelberg

Felicitas Grundmann
Gesundheits- und Krankenpflegerin
Breite Straße 86a
58452 Witten

Matthias Grünewald
Dipl. Pflegepädagoge
Fachkrankenpfleger für Intensivpflege und Anästhesie
Universitätsklinikum Düsseldorf
Bildungszentrum
Moorenstr. 5
40225 Düsseldorf

Walter Hell
Richter am Amtsgericht
Am alten Einlaß 1
86150 Augsburg

Dr. Edwin Hermann
Klinik und Poliklinik für Urologie
Universitätsklinikum Münster
Albert-Schweitzer-Str. 33
48149 Münster

Susanne Herzog
Pflegewissenschaftlerin (MScN)
Weißer Weg 132a
32657 Lemgo

Reemt Hinkelammert
Klinik und Poliklinik für Urologie
Universitätsklinikum Münster
Albert-Schweitzer-Str. 33
48149 Münster

Eva Hokenbecker-Belke
Dipl. Pflegewirtin (FH), Fachkrankenschwester
für Intensivpflege und Anästhesie
Case Managerin (DGCC), Qualitäts-
managementbeauftragte (QMB-TÜV)
Lippstädter Str. 34
59510 Lippetal
ehokenbecker@web.de

Peter Jacobs
Pflegedirektor
Klinikum der Universität München
Marchioninistr. 15
81377 München

Dr. Mette Kaeder
Neurologin, Sozialmedizinerin
Ltd. Oberärztin der Neurologischen Klinik
Helios Klinik Ambrock
Ambrocker Weg 60
58091 Hagen-Ambrock

Dr. Sebastian Kemper
Klinik und Poliklinik für Urologie
Universitätsklinikum Münster
Albert-Schweitzer-Str. 33
48149 Münster

Olaf Kirschnick
Leiter der Berufsfachschule für Pflegeberufe
am Kreiskrankenhaus Tauberbischofsheim
Albert-Schweitzer-Str. 35
97941 Tauberbischofsheim

Henry Kieschnick
Diplom-Pflegewirt (FH)
Referent für pflegefachliche Beratung
Stuckestr. 4
30659 Hannover

Prof. Dr. Sabine Kliesch
Chefärztin, Klinische Andrologie
Centrum für Reproduktionsmedizin und
Andrologie
Universitätsklinikum Münster
Domagkstraße 11
48149 Münster

Elke Kobbert
Projektverantwortliche im Bildungszentrum
des Robert-Bosch-Krankenhauses Stuttgart
Franz-Knauff-Str. 15
69115 Heidelberg

Ralf Krämer
Fachkrankenpfleger AN/INT
Bereichsleitung -Casa Vitae-
Einrichtung zur neurologischen Langzeitrehabilitation Phase F
Klarastift gGmbH
Andreas-Hofer-Str. 70-72
48145 Münster

Dr. Dr. Heidemarie Kremer
University of Miami
Department of Psychology
Dickinson Drive, 37D
Coral Gables, FL 33124
USA

Vera Kuhlmann
Gemeinschaftskrankenhaus
Gerhard-Kienle-Weg 18
58313 Herdecke

Andreas Kutschke
Pflegewissenschaftler BCsN,
Krankenpfleger für geriatrische Rehabilitation
Hochstr. 23
41189 Mönchengladbach

Elke Kuno
Lehrerin für Pflegeberufe
Ladenburger Str. 37
69120 Heidelberg

Susanne Lehmann
Dipl. Pflegepädagogin (FH)
St. Marien-Hospital,
Contilia Akademie GmbH
Kaiserstr. 50
45468 Mülheim an der Ruhr

Michael Löhr
Krankenpfleger, cand. Diplompflegewirt
LWL-Klinik Gütersloh
Psychiatrie, Psychotherapie,
Psychosomatik
Neurologie, Innere Medizin im
LWL-Psychiatrie-Verbund Westfalen
Hermann-Simon-Str. 7
33334 Gütersloh

Anke Marks
Lehrkraft für Pflege
Asseburgstr. 7
30451 Hannover

Dr. Torsten B. Möller
Radiologe am Caritas-Krankenhaus
66763 Dillingen/Saar

Dorothea Mört
Fachgesundheits- und Krankenpflegerin für Intensivpflege und Anästhesie
Praxisanleiterin, Studentin Pflege- und Gesundheitsmanagement (BA)
Universitätsklinikum Münster
Weiterbildungsstätte für Intensivpflege, Anästhesie u. Pflege in der Onkologie
Schmeddingstr. 56
48129 Münster

Nadja Nestler
Dipl.-Pflegewissenschaftlerin (FH)
Berufsgenossenschaftliches Universitätsklinikum
Bergmannsheil GmbH
Bürkle-de-la-Camp-Platz 1
44789 Bochum

Christoph Sebastian Nies
Dipl. Pflegepädagoge (FH)
Lehrer in den Bereichen Gesundheits- und
Krankenpflege/Kinderkrankenpflege,
Gesundheits- und Krankenpflegeassistenz
Ausbildungszentrum für Pflegeberufe
Universitätsklinikum Bonn
Sigmund-Freud-Str. 25k
53105 Bonn

Ricky Nusser-Müller-Busch
MSC (Neureha)
Ltd. Logopädin, F.O.T.T.-Instruktorin
Unfallkrankenhaus Berlin
Abteilung Logopädie
Warener Str. 7
12683 Berlin

Jürgen Ohms
Dipl. Pflegepädagoge (FH)
Leitung Contilia Akademie GmbH
St.-Marien-Hospital
Kaiserstr. 50
45468 Mülheim an der Ruhr

Thomas Olschewski
Fachkrankenpfleger für Intensivpflege und Anästhesie
Einrichtung zur Neurologischen
Langzeitrehabilitation – Phase F
Casa Vitae
Andreas-Hofer-Str. 70
48145 Münster

Dr. Brigitte Osterbrink
Leiterin der Akademie für Gesundheitsberufe
Mathias-Spital Rheine
Frankenburgstr. 31
48431 Rheine

Dr. Klaus Maria Perrar
Ltd. Oberarzt der Abteilung für
Gerontopsychiatrie
Rheinische Kliniken Düren
Meckerstr. 15
52353 Düren
KM.Perrar@t-online.de

Dr. Andreas Portsteffen
Leiter der Krankenhausapotheke
Gemeinschaftskrankenhaus Herdecke
Gerhard-Kienle-Weg 18
58313 Herdecke

Privatdozentin Dr. Claudia Rössig
Oberärztin
Universitätskinderklinik Münster
Pädiatrische Hämatologie und Onkologie
Albert-Schweitzer-Str. 33
48149 Münster

Brigitte Sachsenmaier
Freiberufliche Dozentin für Pflegethemen,
Lehrerin für Pflege
Stomatherapeutin, Mentorin,
Hygienebeauftragte in Einrichtungen
der Altenpflege
Ziegelstr. 42
73084 Salach

Priv.-Dozent Dr. Andreas Schwarzkopf
Facharzt für Mikrobiologie und
Infektionsepidemiologie
Mangelsfeld 16
97708 Bad Bocklet

Dr. Christof Schnürer
Facharzt für Innere Medizin
Facharzt für Allgemeinmedizin
Römerstr. 6
79410 Badenweiler

Dr. Michael Schulz
Krankenpfleger, Pflege- und Gesundheits-
wissenschaftler
Evangelisches Krankenhaus Bielefeld
Klinik für Psychiatrie und Psychotherapie Bethel
Abt. Forschung, Qualitätssicherung u.
Dokumentation
Remterweg 69/71
33617 Bielefeld

Franz Sitzmann
Fachkrankenpfleger für Krankenhaushygiene,
tätig in verschiedenen Krankenhäusern,
Altenpflegeheimen, heilpädagogischen
Einrichtungen
Weg zum Poethen 87
58313 Herdecke/Ruhr

Ursula Skrotzki
Fachkrankenschwester für Intensiv-
und Anästhesiepflege
Klinikum Dortmund gGmbH
Klinikzentrum Nord, Zentrum für
Schwerbrandverletzte
Münsterstr. 240
44145 Dortmund

Annegret Sow
Diplom-Pflegepädagogin (Univ.)
Klinikum Region Hannover GmbH
Schulzentrum
Roesebeckstr. 15
30449 Hannover

Annette Stade
Stellvertretende Pflegedienstleitung
Martin-Luther-Krankenhaus gGmbH
Voedestr. 79
44866 Bochum

Dietmar Stolecki
Dipl.-Berufspädagoge
Referat Fort- und Weiterbildung
St. Johannes-Hospital
Johannesstr. 9-17
44137 Dortmund

Heiner Terodde
Praxisanleiter, Fachkrankenpfleger für
Intensivpflege u. Anästhesie
Oberschwabenklinik gGmbH
Elisabethenstraße 15
88212 Ravensburg

Lothar Ullrich
Ltd. Lehrer für Pflegeberufe, Supervisor,
Fachkrankenpfleger
Weiterbildungsstätte für
Intensivpflege & Anästhesie und Pflege
in der Onkologie
Universitätsklinikum Münster
Schmeddingstr. 56
48129 Münster

Maike Unger
Stationsleitung
Gemeinschaftskrankenhaus
Gerhard-Kienle-Weg 4
58313 Herdecke

Christa van Leeuwen
Hausgeburtshebamme
Praxis für Systhemische Familien- und
Paartherapie
Am Berge 3
58313 Herdecke

Susanne Werschmöller
Krankenschwester
Gemeinschaftskrankenhaus Herdecke
Gerhard-Kienle-Weg 4
58313 Herdecke

Ina Welk
Pflegerische Zentrumsleitung
Universitätsklinikum Schleswig-Holstein
Klinik für Anästhesiologie und Operative Intensivmedizin
Schwanenweg 21
24105 Kiel

Andreas Wendl
Krankenpfleger
Berufsgenossenschaftliche Unfallklinik Tübingen
Schnarrenbergstr. 95
72076 Tübingen

Thomas Werschmöller
Krankenpfleger im intensivmedizinischen Bereich, Primary Nurse, Stationsleitung
Gemeinschaftskrankenhaus Herdecke
Gerhard-Kienle-Weg 4
58313 Herdecke

Stefan Wilpsbäumer (M.A.)
Fachgesundheits- und Krankenpfleger für Intensivpflege und Anästhesie
Universitätsklinikum Münster
Weiterbildungsstätte für Intensivpflege, Anästhesie u. Pflege in der Onkologie
Schmeddingstr. 56
48129 Münster

Privatdozent Dr. Christian Wülfing
Klinik und Poliklinik für Urologie
Universitätsklinikum Münster
Albert-Schweitzer-Str. 33
48129 Münster

Dr. Dietmar Zinßer
Internist, Diabetologe DDG
Marktstr. 54
71364 Winnenden

Inhaltsverzeichnis

Teil 1: Grundlagen der stationären Pflege

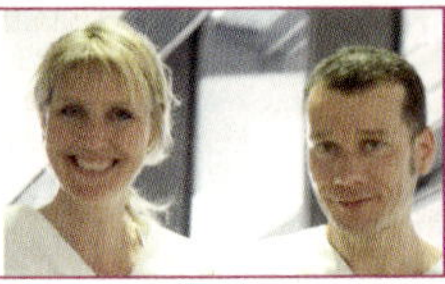

Teil 2: Pflegerische Interventionen bei den ATLs und bei medizinischer Diagnostik und Therapie

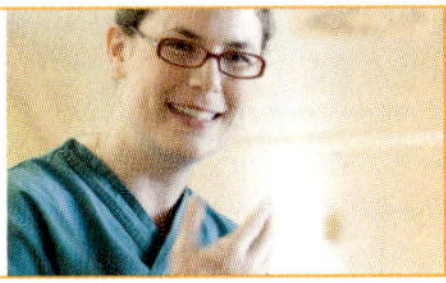

Teil 3: Gesundheits- und Krankenpflege bei bestimmten Patientengruppen

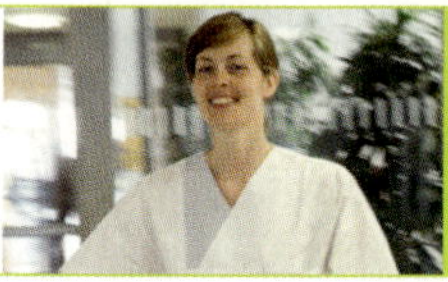

Teil 4: Anhang

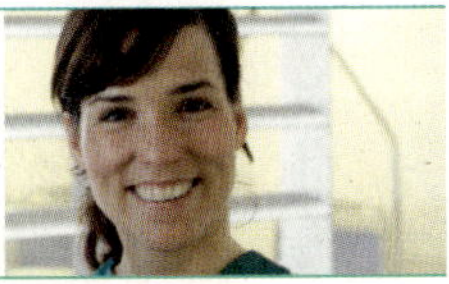

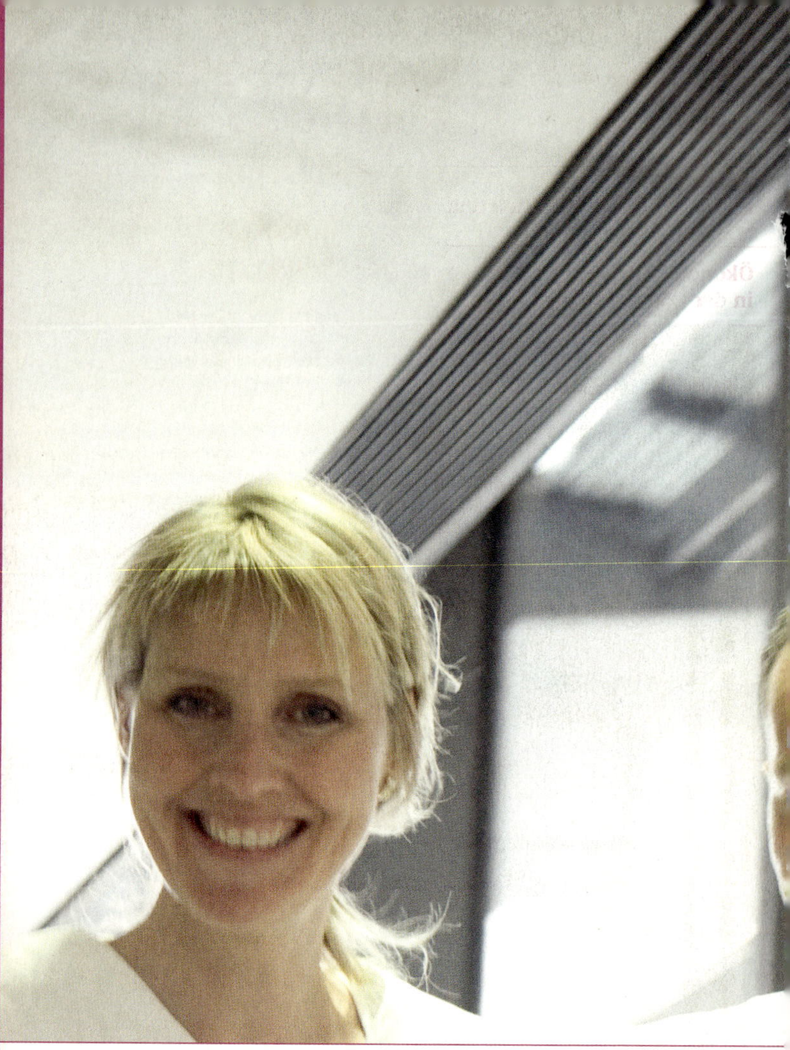

Teil 1:
Grundlagen der stationären Pflege

ement

b), was unter Um-
rfen wird.

n jederzeit
chem Per-
egerische
erschlim-
hilfe zu
nen"

ufge-
pen
Die
aftli-

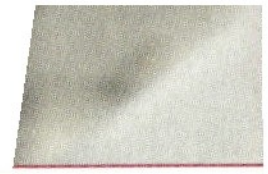

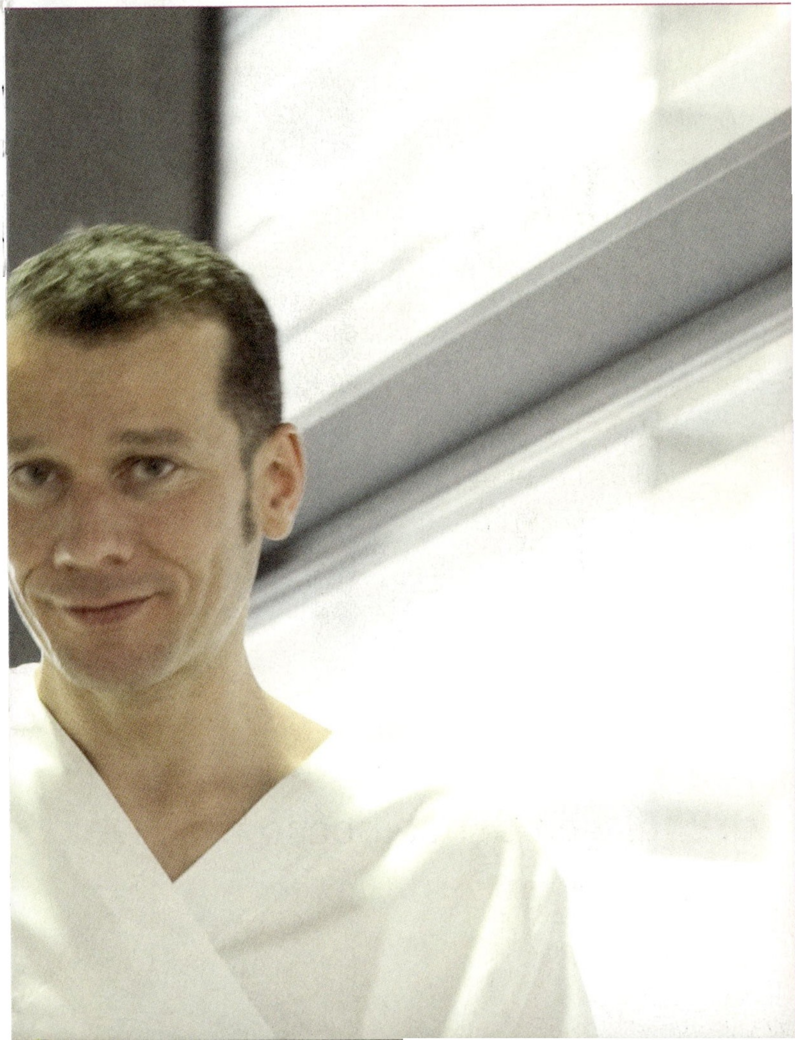

1

Handlungsfelder in der Pflege, Qualitätsmanagement

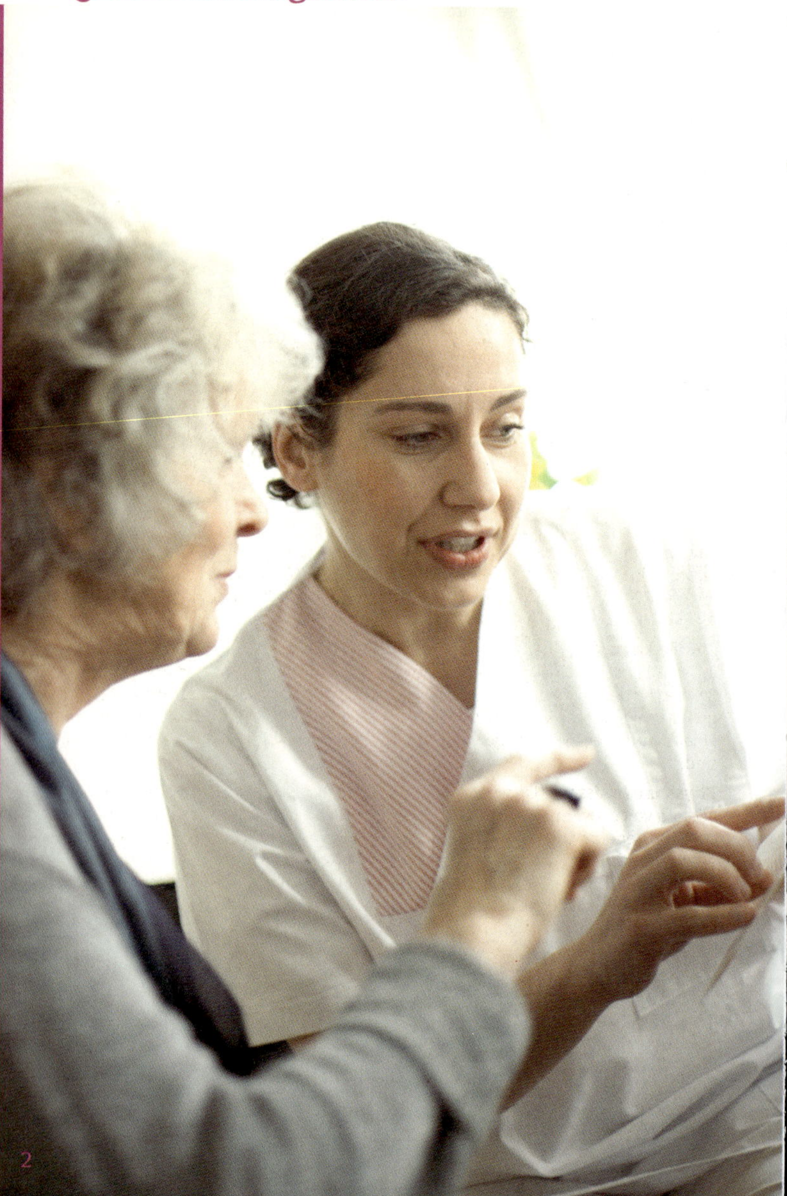

Die Jahrzehnte al
hat im Jahr 200
Streik der Ärzte
interessierten
der Tätigkeiten
Tätigkeiten au
preiswertere

Damit gewa
Pflegeperso
ist, Aufga
also de
Pflege
chen
müss
(Jac

Neb
gete

Op
d